AF348110

CONFESSION

GÉNÉRALE,

IN ARTICULO MORTIS,

DE

JOSEPH II,

EMPEREUR DES ROMAINS,

*Décédé, pour le bonheur des Hommes,
en Février 1790.*

Memento Rex qui a pulvis eſt, & in pulverem reverteris.

A BRUXELLES,

De l'Imprimerie des PATRIOTES.

1790.

CONFESSION GÉNÉRALE

DE JOSEPH II.

L'EMPEREUR des Romains, miné depuis nombre d'années, par le mal honteux qui précipita Louis XV dans la tombe, s'apperçut, mais trop tard, qu'un Empereur n'eſt pas plus immortel que le moindre de ſes ſujets. Après avoir épuiſé vainement toutes les reſſources de l'Art, déſeſpéré de mourir victime infecte du libertinage, il fut aſſailli par le cri impérieux des remords. Le ſang de ſes peuples égorgés, maſſacrés par ſes ordres barbares, cria vengeance contre lui au pied du trône de l'Eternel, & ſon ſupplice commença.

Jettant les yeux ſur ſa cruelle & funeſte ſituation, il les leva au Ciel, & adreſſa au Très-Haut, ces ſtériles lamentations, dictées par la terreur & l'effroi.

Grand Dieu! que ſuis-je en ce moment auprès de toi, miſérable & chétive créature! ne m'avois-tu confié l'autorité que pour un criminel & déteſtable uſage? ne m'avois-tu tranſmis le droit de commander aux hommes, que pour être leur tyran & leur bourreau?

ne m'avois-tu placé Chef de la Juſtice, que pour protéger la fraude & l'iniquité ? & ne m'avois-tu exhauſſé du reſte des hommes, que pour les frapper d'un fléau de plus ?

Combien, dans ce moment cruel, ma puiſſance eſt avilie, & ma grandeur abaiſſée! Que n'ai - je toujours eu préſent à la mémoire, ces paroles redoutables : *Memento Rex, quia pulvis eſt, & in pulverem reverteris !*

C'en eſt donc fait, mon ambition, ma férocité, ma cruauté farouche & ſanguinaire, n'ont pu me préſerver de la mort. Je vois autour de moi ſe peindre la ſatisfaction ; elle perce à travers la contenance hypocrite des Courtiſans, & à peine ſerai - je deſcendu dans le ſéjour de la corruption, à peine mon cadavre horrible ſera-t-il la proie des vers rongeurs, que mes Peuples feront retentir les airs de mille cris de joie, & les réjouiſ-ſances publiques apprendront à toute la terre, que l'Empire eſt délivré d'un oppreſſeur & d'un monſtre, & que Joſeph II, l'exécration des hommes, eſt allé rejoindre au ſéjour infernal, les Tibere, Néron, Caligula, Charles IX & Louis XV. Je vois errer ſur ma ſépulture les ſerpens de la rage & de l'abomination, rechercher, ſous un marbre qui va dans ce moment engloutir le tiſſu de mes crimes, mon cœur flétri par les plus exécrables forfaits, pour l'infecter encore de leurs poiſons.

Anéanti, frappé de ces vérités terribles & impofantes, l'Empereur des Romains déploroit fa fin, & affectoit une contenance tranquille, tandis que fon ame bourrelée, tourmentée, déchirée par la findereffe, étoit en proie aux affauts d'un repentir tardif & fuperflu, & d'une affreufe & coupable attrition.

Ne pouvant fe diffimuler que fa fin étoit proche, & que fon ame fouillée d'impuretés, de fcélérateffe, alloit pour jamais fe féparer de fa carcaffe abjecte & corrompue, il voulut au moins effayer de fléchir le Tout-Puiffant, en s'humiliant publiquement aux yeux de fes Peuples & des affaffins auxquels il avoit mis le fer à la main pour maffacrer leurs freres & leurs Concitoyens. Ayant fait approcher l'évêque de Francfort, il lui adreffa cette confeffion, qui, recueillie mot à mot de fa bouche facrilége, eft le plus effrayant tableau d'un Monarque odieux, méprifé & exécré de la nature entiere.

Aidez-moi, ô mon Pere, à me réconcilier avec l'Etre fuprême que j'ai outragé, avec mes Peuples, que j'ai tyrannifés fans relâche; avec l'humanité entiere, que j'ai fi cruellement opprimée, & avec moi-même, car je n'ai pas de plus grand ennemi. En prononçant l'aveu de mes iniquités, puiffe ma Confeffion générale & publique, apprendre aux

hommes à redouter mon exemple! Ils m'ab-
horreront fans doute, quoiqu'il me paroiffe
impoffible de pouvoir ajouter à l'horreur que
mon nom feul infpire.

Au feul nom de Jofeph II, la confternation & l'effroi fe peindront fur tous les vi-
fages, & fi quelque chofe peut calmer le
défefpoir des infortunées victimes de mes
atrocités, ce fera la confolation de me croire
aux enfers tourmenté par les Divinités in-
fernales, & les fupplices réfervés aux monftres régnans qui me reffemblent.

De fiécles en fiécles, mon odieufe mémoire fera comparée à celles de ces Empereurs, qui fe font immortalifés par les plus
exécrables forfaits ; & quand la poftérité
jettera les yeux fur cette infame chronologie,
leurs regards inquiets & frémiffans cher-
cheront le nom de Jofeph II ; les noires
Furies en auront tracé les lettres ; & les
fymboles du viol, de l'adultere, de l'affaffi-
nat, en un mot, de tous les crimes que la
déprédation, l'infamie, l'horreur, la baffeffe,
peuvent enfanter, feront les attributs dé-
pofés au bufte du plus criminel & du plus
fcélérat des Empereurs.

Je vais, ô mon Pere, en vous expofant
toutes les indignités dont je me fuis rendu
coupable, forcer les hommes à murmurer
contre la Providence, & à l'accufer d'injuf-

tice d'avoir laiſſé ſi long-temps ſur la terre un monſtre abreuvé de ſang & de carnage. Prêtez-moi toute votre attention ; ma parole expire ſur mes lèvres impures ; mais, ô mon Pere, ne craignez pas de m'interroger ſur mes crimes, il n'en eſt pas dont je ne ſois coupable.

Ce n'eſt pas ſans raiſon, mon Pere, que je ſuis l'horreur de la terre, & le courroux des cieux ; j'ai indignement joué l'un & l'autre. Les premieres années de ma jeuneſſe furent conſacrées à l'étude de la politique. Je devins en peu de temps conſommé dans l'art cruel & perfide de tromper les hommes, & de m'en faire adorer, afin de les ſubjuguer avec plus d'avantage.

Héritier de l'ame fourbe & diſſimulée de Marie-Théreſe, j'appris ſous elle à mentir impudemment à toute une Nation, en affectant une conduite religieuſe & ſévere. J'enveloppai, comme elle, mon cœur d'un triple airain : les circonſtances à la vérité, l'avoient engagé à ſe parer de cet extérieur abuſif ; mais moi qui n'avois en vue que d'écraſer les hommes du poids de mon autorité, & de les faire ſervir à mes triomphes iniques & ambitieux, je cachai mes inclinations vicieuſes & criminelles, pour pouvoir un jour les développer au gré de mes affreux deſirs.

En m'accuſant, mon Pere, d'avoir été

toute ma vie l'efclave des paffions les plus ignominieufes & les plus révoltantes, de n'avoir jamais regardé le trône que comme un héritage qui me mettoit à même de me livrer à tous les excès, de n'avoir jamais envifagé mes peuples que comme des efclaves ou comme ces animaux timides qu'on chaffe dans les forêts, d'avoir joui avec la plus vive fatisfaction du barbare plaifir de leur deftruction, d'avoir vu couler fans émotion les flots de leur fang, de les avoir dépouillés, traités avec l'inhumanité la plus féroce, d'avoir introduit le trouble, la guerre, la famine dans les Royaumes où mes perfidies me ménageoient des intelligences, d'avoir gangrené mon cœur par les débauches les plus viles, les plus fales, & les plus furnaturelles; vous n'auriez encore qu'une foible idée des atrocités de Jofeph II. Mais, hélas! mon Pere, je fens que la force m'abandonne; une fueur froide fe répand fur tous mes membres; daignez venir à mon fecours; abandonnez la crainte coupable qu'un Confeffeur de Roi reffent à l'afpect d'un Monarque mourant; defcendez dans ma confcience, interrogez le plus infame des Empereurs, & pour la premiere fois de ma vie, le menfonge impudent ne trahira pas ma réponfe.

Ici l'Empereur fe tut, & l'Evêque de Francfort s'étant recueilli, il s'établit entre eux le colloque fuivant.

Demande. Etes-vous de la religion catholique, apostolique & romaine?

Réponse. Hélas! mon pere, non; & pour vous parler vrai, je ne suis d'aucune. L'ambition, la cruauté, la perfidie, l'inhumanité, voilà les dieux que j'ai toujours servis. Si j'ai fréquenté les temples du vrai Dieu, j'y ai porté les regards de la jalousie : oui, moi, méprisable & odieuse créature, j'enviois le culte rendu à l'Etre suprême; mon cœur imprégné de rage, auroit voulu lui dérober l'encens qui lui étoit adressé, & me suggéroit le dessein insensé de m'égaler à lui.

D. Vous vous êtes amusé de mensonges : en auriez-vous toute votre vie fait usage?

R. Ah! mon pere, que me demandez-vous? Oui, je me suis tellement favorisé avec ce vice bas & dégradant, qu'en ce moment même où je vous peins l'horreur que je ressens de mes fautes, je ne sais trop si vous devez croire à mes paroles.

D. Vous vous reprochez l'ambition?

R. Elle fut toujours si criminelle, que si la mort n'avoit tranché le fil des jours de Marie-Thérèse, peut-être aurois-je trempé mes mains parricides dans son sein, pour monter plutôt sur le trône du despotisme & de la tyrannie, & me rassasier des délices d'être impunément barbare.

D. Vous avez proféré le mot terrible d'adultere?

R. Hélas! combien j'en ai commis! combien de femmes ai-je séduites, entraînées dans l'abîme du désordre, & dans le précipice fangeux de la prostitution! Semblable à David, que la religion traite de saint Roi, que d'Urie, j'ai sacrifié à mes déréglemens; Kaunits, de Ligne, Offenbutel, n'ont dû leur faveur auprès de moi qu'aux attraits de leurs compagnes, que j'ai rendues complices de mes débauches. N'osant assez compter sur ma puissance pour immoler à mon impudicité ces Princes, je semai la division dans leurs augustes ménages : j'y introduisis l'adultere, & fus cause que le dernier de ces trois mourut de chagrin, après avoir fait souffrir à son épouse trop crédule, & séduite par l'éclat imposant de ma grandeur, les tourmens les plus affreux.

D. Comment avez-vous pu vous résoudre à commettre un semblable forfait?

R. Je vous l'ai dit. Un monstre accoutumé à jouer le ciel & les hommes, à badiner avec le crime, est capable de tout : mais, ô mon pere, combien ne frémirez-vous pas, en m'entendant m'accuser dés impuretés de ma vie infâme! Combien d'innocentes j'ai arraché du sein de leurs familles, pour en faire autant d'objets de ma luxure effrénée! Lorsque je mariois dans ma Cour quelques-uns de ces braves hommes réduits à folliciter mes faveurs, ce qui paroiffoit aux yeux du vulgaire un acte de juftice, étoit au contraire la confommation d'un nouveau crime. Je pouffois la noirceur au point de leur faire admirer ma généro-fité, en mettant dans leurs bras celles de mes plus déréglées concubines dont je vou-lois me débarraffer. Non-content de cette déteftable production, je les rendois enfuite malheureux jufqu'au dernier foupir, en leur faifant paffer des avis fecrets de l'opprobre & de l'ignominie dont je les avois couverts; & j'aurois dû expirer mille fois par les mains de ces défefpérés, fi le ciel ne m'eût deftiné à expirer, rebut de la nature, & affailli par le mal infame dont je fuis dévoré.

D. Allons, mon frere, avouez tout, ayez-en le courage. Je frémis cependant de vous interroger fur les forfaits dont vous accufe la voix publique, qui fouvent eft celle de Dieu même. On va jufqu'à trouver criminelle votre amitié pour la Reine de France; les plus odieux foupçons vous pour-fuivent; c'eft ici le moment terrible de les confirmer, ou de les anéantir : allons, ceffez de foupirer, & dépouillez toute foibleffe humaine.

R. Ah! mon pere, je verfe des larmes de fang : cette horreur n'eft que trop réelle : oui, mon pere, oui, voyez en moi le plus affreux des scélérats. Du moment que les passions se développerent en moi, je brûlai pour ma sœur Antoinette d'une flamme incestueuse; & si j'en crois les apparences, plus voluptueuse que sensible, plus luxurieuse que délicate, son ame étoit d'accord avec la mienne. Ainsi que moi, sortie des flancs impudiques de Marie-Thérese, & élevée par une femme capable d'étouffer la voix de la nature & de dompter les préjugés de la raison; j'ose affirmer que sans doute celui qui tient dans ses mains la destinée des hommes, ne nous permit pas de nous faire l'aveu mutuel de notre ardeur impure. Je ne sais quel sentiment secret, quelle impulsion divine empêcha le soleil d'éclairer cette abomination; mais j'atteste ici ce même ciel, que, loin d'avoir fait le moindre effort pour la combattre, j'en ai nourri dans mon cœur l'affreux dessein, & que je me repaissois avec délices de l'idée monstrueuse de déshonorer un Prince, un Monarque qui n'a pu cependant échapper à son horrible destin.

D. Mais votre voyage à la Cour de France?

R. N'avoit d'autre but que de combler la mesure de mes perversités. Oui, mon pere; caché sous l'extérieur du Comte de Falkenstein, je me préparois à me débarrasser de la pompe, pour pénétrer en secret chez la Reine de France, pour me souiller d'un crime atroce,

& rapporter en Empire l'exemple de la plus inouïe des scélératesses.

D. Avez-vous été informé du commerce abominable de cette Reine avec son beau-frere ?

R. Oui sans doute, mon pere ; & c'est encore moi qui ai ourdi cette trame odieuse & criminelle. Je me plaisois à protéger cet inceste affreux ; & la ruine d'un Royaume, le désespoir d'un Monarque outragé, les Français se baignant mutuellement dans leur propre sang, formoient la perspective de mes divertissemens. Je calculois d'avance le produit que je pourrois retirer de cette exécration ; & les sommes énormes que j'ai reçues de la Reine de France, étoient autant d'arrhes du capital français que je me proposois d'envahir.

D. Mais quel étoit votre but ? qu'en pouviez-vous espérer ?

R. Celui que Néron avoit, en mettant le feu à la ville de Rome, pour se procurer le spectacle d'un incendie ; celui d'un furieux qui se délasse d'un crime en en commettant un autre ; celui d'un scélérat pour qui les plus délicieux plaisirs auroient été de voir la destruction générale des Royaumes & de l'Empire, qui auroit élevé son trône sur des monceaux de morts & de cendres, & qui, de loin, auroit contemplé avec une joie barbare, & savouré avec ivresse les débris fumans & ensanglantés de son ouvrage.

D. Eh quoi! vous ne vous repréfentiez pas les larmes de tout un Peuple, l'affliction d'un Roi votre beau-frere, les lamentations, les cris de rage & de défefpoir qui fe feroient élevés contre vous?

R. J'en jouiffois d'avance. Mon ame meurtriere ne s'eft jamais épanouie qu'en nourriffant l'idée de la mort, de l'horreur & du carnage. Le Prince qui, dans fa fureur aveugle & fa turpitude, auroit été de même le premier inftrument de mes abominations, auroit été de même le premier facrifice que j'aurois fait aux manes des Français égorgés par ma barbarie. J'aurois avec orgueil préfenté des fers à la France entiere, ou à fes reftes palpitans; j'aurois enfuite plongé le poignard dans la gorge de Louis XVI; & contemplant avec le délire du raviffement, cette malheureufe victime de ma rage, je lui aurois adreffé, avec l'expreffion la plus accablante, ces paroles effroyables d'Etéocle à fon frere:

Et pour mourir encore avec plus de regret,
Traître! fonge, en mourant, que tu meurs mon fujet.

D. Quelle barbarie! Après?

R. Peignez - vous tous les crimes & les plus affreufes atrocités; repréfentez - vous l'artifan des plus noirs forfaits, l'auteur des viciffitudes d'un Empire dont j'ai caufé la décadence, & à ces traits reconnoiffez Jofeph II; reconnoiffez le violateur des loix, le bourreau, l'affaffin de fes Peuples. Le Brabant eft encore, au moment où j'expire, le théâtre fanglant de mes fureurs & de mes atroces exécutions. Tout en vous parlant, mon pere, mes amufemens barbares fe retracent à ma penfée. Je vois des enfans arrachés du fein palpitant de leurs meres, & maffacrés par une foldatefque farouche & impitoyable, des femmes éventrées par les bourreaux foumis à mes ordres, les filles violées, des vieillards égorgés, & me maudire à leur dernier foupir. Vous le dirai-je, ô mon pere? je ne fais encore comment définir le fentiment qui m'agite : vous l'avouerai-je? je crois que c'eft le plaifir; je ne puis dompter l'impulfion de ma fureur : oui, je fens qu'à fes derniers inftans, Jofeph II eft encore ce qu'il a été pendant le cours de fa vie infame, impie & déréglée, fourbe, fauffaire, & le monftre le plus exécrable que l'enfer ait pu vomir.

D. Que la religion vienne au fecours de votre raifon égarée; banniffez ces finiftres penfées.

R. La religion! je la détefte, je l'abhorre; auffi ai-je perfécuté fes Miniftres avec les tranfports les plus délicieux, & fi quelque chofe en mourant peut me confoler de n'avoir pas terminé mes horribles travaux; c'eft que je vois la politique en France, travailler à confommer mes forfaits ; je vois d'ici s'allumer les feux de la guerre civile : je vois dans ce pays, en proie aux défordres, de nouveaux tyrans fuccéder aux anciens ; je vois de nouveaux régimes propager la mifere, & introduire la famine ; je vois un Peuple dépouillé, opprimé par lui-même, & périr accablé de tous les maux de l'indigence.

D. Vous vous égarez de plus en plus.

R. Tel eft & doit être le fort d'un coupable, à qui tout efpoir eft ravi. Ah ! que ne puis-je être le témoin de toutes les horreurs dont la France eft menacée, & que je lis dans l'avenir ! que ne puis-je me raffafier du plaifir de voir le Royaume déchiré, par les cabales d'une Affemblée perverfe ! que ne puis-je lui envoyer un nouveau d'Alton ! que ne puis-je infpirer à la Fayette les fentimens du Maréchal d'Haddik ! que ne puis je lui donner fon ame féroce & fanguinaire, & alors expirer de plaifir, en prononçant, j'ai vu la deftruction de la France, je meurs content !

D. Eft-ce ainfi que vous efpérez franchir le courroux du Ciel ?

R. Ah ! mon pere, mon pere ! plaignez un malheureux que le défefpoir entraîne, rongé par les douleurs les plus aigues : femblable au fcélérat qui expire fous la roue, & fouffrant auffi cruellement, fais-je où je furis, ce que je penfe? Les furies m'agitent tour à tour, j'éprouve les tourmens des damnés.

D. Calmez-vous, mon frere, trémiffez de vos blafphémes; humiliez-vous devant le moteur univerfel; fa grace eft ouverte à tout; intercédez la Providence, & mourez en paix.

L'abattement, la confternation fuccéderent aux tranfports violens de l'Empereur des Romains; il fe réfigna enfin, & pour la premiere fois, il eut peur que fon ame ulcérée de tous les vices n'allât à tous les diables.

Jofeph II eft chez les morts, & emporte avec lui l'exécration publique, malgré toutes les bénédictions que lui a prodiguées un Prélat qui ne les proftitue qu'à la grandeur, à la puiffance & à la fortune.

Ah! périffez! périffez! monftres formés pour le malheur des hommes, & rejoignez aux enfers le criminel Jofeph II. N'eft-il pas bien tems que l'humanité fouffrante, fe repofe de la fatigue des miferes que vous lui avez fait fouffrir?

J'ai lu, par ordre du Comité des Recherches, la Confeffion *in articulo mortis* de Jofeph II, & n'y ai rien trouvé qui m'ait devoir paru en empêcher l'impreffion, la diftribution & le colportage.

J. F. Maret